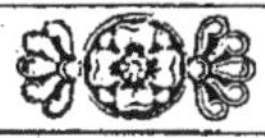

CONSEILS

au Peuple

SUR LE TRAITEMENT

DU CHOLÉRA-MORBUS,

PAR TISSOT,

DOCTEUR EN MÉDECINE.

Prix : 75 c.

A LYON,

CHEZ LES PRINCIPAUX LIBRAIRES ;

Chez VERNET, Pharmacien, place des Terreaux ;

Et Chez ROMAN, Pharm. rue du Plat.

1832.

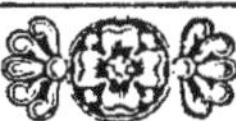

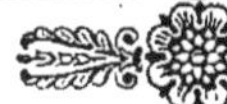

Te 34/95

CONSEILS

au Peuple

SUR LE TRAITEMENT

DU CHOLÉRA-MORBUS,

PAR TISSOT,

DOCTEUR EN MÉDECINE.

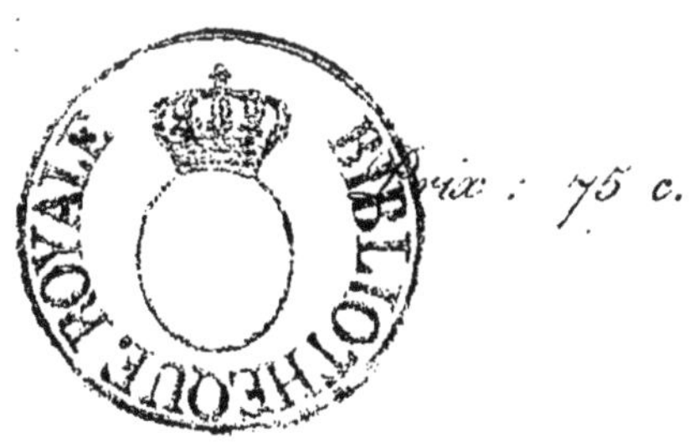

Prix : 75 c.

A LYON,

CHEZ LES PRINCIPAUX LIBRAIRES ;

Chez VERNET, Pharmacien, place des Terreaux ;

Et Chez ROMAN, Pharm. rue du Plat.

1832.

AVERTISSEMENT.

La maladie qui désole la capitale et s'étend déjà autour d'elle dans des rayons assez éloignés, inspire partout la crainte de son invasion. Les villes, bien que plus menacées, semblent cependant se rassurer, lorsqu'elles voient l'autorité multiplier les mesures sanitaires, les comités médicaux s'organiser, prévoir et étudier le mal, pour préparer les moyens de le combattre; elles se rassurent, surtout, en présence des secours de tous genres sur lesquels elles peuvent compter. Mais les campagnes une fois envahies sont placées dans des conditions moins heureuses; la plupart sont privées de médecins ou en sont si éloignées que le malade, frappé du choléra, peut expirer avant d'avoir reçu leur assistance.

Témoin des ravages que l'épidémie faisait à Paris, pendant sa période meurtrière, malgré les efforts du zèle et de la science, nous songions aux effets plus désastreux encore que son apparition causerait au milieu de ces populations intéressantes qui habitent loin des cités, et nous les plaignions de leur isolement. Notre commisération serait toutefois bien stérile si elle se bornait à dénoncer le mal! il nous a semblé qu'il était possible de l'atténuer, en donnant sur les symptômes du choléra, son traitement et les moyens conseillés pour s'en préserver, un avis populaire à l'usage des curés, des maires et des personnes charitables qui se vouent au service des malades. Nous sommes étonné que parmi les nombreux auteurs d'instructions sur le choléra, aucun n'ait eu cette idée, d'autres l'auraient mieux comprise et mieux conçue que nous.

Il y a sans doute de grands inconvéniens à confier la médecine à des mains étrangères, mais la marche rapide de la maladie et sa gravité le demandent. Le médecin peut ne pas arriver; il arrive trop tard; faut-il alors demeurer tranquille spectateur d'une scène où l'invasion, le danger et la mort se succèdent souvent en quelques heures?

Ne vaut-il pas mieux s'exposer à moins bien faire, que de ne rien faire du tout ?

Il n'existe pas de spécifique contre le choléra, d'antidote contre le poison miasmatique qui le produit. Nous ignorons la nature de ce poison ; nous sommes donc réduit à combattre ses effets, à faire la médecine du symptôme, qui est la plus sûre et la plus rationnelle, quand on ne peut pas en faire d'autre.

Dans les épidémies comme dans les maladies ordinaires, un traitement absolu, exclusif, est impraticable, dangereux ; il faut le modifier, le changer même, suivant les caractères, les périodes de la maladie, l'âge et le tempérament du malade. C'est en suivant ces erremens qu'on a obtenu le plus de succès dans la cure du choléra. Les moyens que nous proposons, nous les avons vu employer dans les hôpitaux de la capitale ; s'ils n'ont pas la sanction d'une longue expérience, puisque le choléra est de date récente, ils ont pour eux l'autorité des plus célèbres praticiens.

Ce n'est pas aux médecins que nous nous adressons ; nous écarterons donc avec soin les termes scientifiques , les divisions de l'école , aimant mieux devenir fastidieux par un langage vulgaire et par de minutieux détails que de nous exposer à n'être pas compris par les personnes pour lesquelles nous écrivons. Notre but est de rendre service aux campagnes, nous serions heureux de l'avoir atteint.

CONSEILS

AU PEUPLE

SUR LE TRAITEMENT

DU

CHOLÉRA-MORBUS.

DU CHOLÉRA-MORBUS.

I.

PROBABILITÉS SUR LA NON-CONTAGION.

Nous laissons à d'autres le soin de s'occuper de la cause première, du siége et de la nature du choléra; ces sujets sortent du plan que nous nous sommes tracé, et d'ailleurs, ce qu'on peut en dire est si vague, si contesté qu'on ne saurait en tirer un grand profit pour la pratique. Une question plus importante est celle de la contagion. Sans prétendre la décider, parce que nous y rencontrerions des difficultés insolubles, nous croyons sage, jusqu'à plus ample informé, d'adopter l'opinion des non-contagionistes. Il y a bien, ce semble, des motifs plausibles de ne pas juger contagieuse une maladie qui ne peut être arrêtée par les cordons sanitaires, qui ne se communique pas par l'inoculation du sang et du liquide contenu dans les intestins, et qui respecte la plupart de ceux qui s'exposent à son contact. Parmi les nombreuses sœurs qui desservent les hôpitaux de Paris, une seule a succombé ; une foule d'ecclésiastiques ont porté dans ces maisons, les secours de la religion, et l'on cite à peine, parmi ceux-là, le nom de quelques victimes. Dans le nombre considérable des médecins ou élèves occupés au service des cholériques, quelques-uns ont été frappés de la maladie régnante ; mais que peut-on arguer ? outre qu'ils étaient, comme les autres, soumis aux miasmes délétères, ils devaient en ressentir plus qu'eux les effets, excédés qu'ils étaient de fatigues et de veilles. On peut donc, sans s'exposer à la maladie, remplir auprès des cholériques les devoirs de la charité, de la piété filiale ou de l'amitié.

II.

CAUSES SECONDAIRES ET MOYENS PRÉSERVATIFS.

Quelques causes secondaires favorisent et propagent le choléra.... Elles sont morales ou physiques. Nous signalons parmi les premières la peur, la colère ; parmi les secondes, les excès de tout genre, surtout celui des boissons fermentées et alcoholiques, la malpropreté, l'habitation dans des lieux bas et humides, le froid, la chaleur long-temps continuée, les alimens de mauvaise qualité.

Les habitans de la campagne sont encore sous l'influence de causes spéciales. Ils se vêtissent mal ; ils partagent souvent avec des animaux domestiques leurs chaumières étroites, mal aérées, et autour desquelles se traîne une atmosphère infectée par les miasmes des fumiers et des eaux croupissantes; ils marchent quelquefois pieds nus; ils se couchent sur la terre au milieu du jour, et s'exposent ainsi à la suppression de la sueur provoquée par leurs travaux habituels. Ces causes nuisibles en temps ordinaire, le sont bien davantage pendant l'épidémie cholérique. L'histoire de la Pologne et de la Hongrie nous donne à ce sujet des leçons que nous devons mettre à profit.

A côté des causes secondaires se placent tout naturellement les conseils hygiéniques que suggère leur étude. On nous pardonnera de petits détails, en considération de la classe intéressante qu'ils concernent.

HYGIÈNE.

Il faut se garantir de la peur, et se rappeler que si le choléra est formidable lorsqu'on lui laisse faire des progrès, il est bien certain qu'attaqué à son début avec énergie, il est comme toute autre maladie susceptible de guérison.

Il faut éviter les brouillards, l'humidité, la pluie et le froid surtout qui peut saisir brusquement et frapper de mort en quelques heures; et si l'on est forcé de s'exposer à leur influence, il importe de se vêtir chaudement. Les hommes porteront des gilets de flanelle, des tricots de laine ou de coton; les femmes, des corsets et des jupons de même tissu, pour suppléer aux habillemens de toile imprimée ou d'étoffes légères qui ne les couvrent pas assez. Les uns et les autres seront munis de bas chauds, de bons souliers ou sabots, surtout lorsqu'ils seront forcés de marcher dans la rosée.

Autant qu'on le peut, il faut avoir soin de ne pas sortir avant le lever du soleil, de se retirer avant son coucher, et d'allumer du feu avant de se mettre au lit.

Les laboureurs, les vignerons, etc. ne se déshabilleront pas pendant leurs travaux; ils ne se coucheront pas sur la terre; ils ne garderont pas une chemise mouillée par la sueur ou la pluie; ils auront soin de ne pas boire froid lorsqu'ils seront en sueur. C'est surtout à eux qu'il est recommandé de se réchauffer en rentrant dans leur demeure. Ils pourront, au retour de leurs travaux, se laver les mains et le visage avec un verre d'eau tiède mêlée d'une cuillerée de vinaigre.

Ces précautions sont indispensables dans les pays de marais et d'étangs.

Les habitans des pays où l'herbe de la flouve pousse dans les terres seiglières, après la moisson, ne doivent pas traverser ces terres, surtout après une pluie suivie de soleil et par un temps chaud. L'odeur fétide de cette plante ne manquerait pas de provoquer des nausées, des vomissemens, et de disposer au choléra.

Les lits ne doivent pas être faits aussitôt qu'on se lève; on les découvre pour les laisser exposés au moins une heure à l'air. La plus grande propreté est essentielle dans les habitations; on en éloignera les animaux domestiques qui y logent avec leurs maîtres; des ouvertures, des fenêtres plus grandes doivent y être pratiquées.

Il faut tenir les étables bien aérées, et enlever tous

les jours le fumier dont le dépôt sera placé à quelque distance de la maison et autant que possible au nord; éloigner les mares d'eau.

Alimens. On ne saurait trop recommander aux gens de la campagne de s'abstenir de manger de la graisse, du lard, des viandes salées, des courges, des melons, et surtout des fruits crus. Ils peuvent manger cuits les cerises, les poires, les pommes, les abricots et même les prunes. Les haricots, les pois, les fèves, les lentilles conviennent mieux en purée, parce que la peau de ces légumes ne se digère pas et peut causer des coliques. Les légumes aqueux, comme les raves, pastenades, carotes, sont moins nuisibles mangés frits au beurre. Les crudités telles que les salades, les radis, etc. ne conviennent pas. Parmi les alimens salutaires, nous rangerons la chair de bœuf, de mouton, de volaille, le poisson, les œufs frais, la pomme de terre; l'épinard, l'oseille, la farine jaune, l'orge et le millet égrués, les fromages doux. Le lait n'est pas défendu aux personnes qui le digèrent bien; nous en dirons autant du café au lait et du chocolat.

Boissons. Les meilleures sont l'eau et le vin et la bière bien cuite. Viennent après la piquette faite avec la baie de genièvre et celle fraîche de raisins; celle de sorbe occasionne des douleurs d'entrailles.

La boisson peut être de l'eau pure, si elle est de bonne qualité, limpide, incolore, sans odeur; si elle cuit bien les légumes et dissout le savon sans former de grumeaux. C'est une méthode vicieuse de purifier l'eau, que celle de la faire bouillir, comme cela se pratique dans quelques localités; elle la prive de son oxigène et la rend fade et lourde pour l'estomac. Quand on ne peut la couper avec du vin, on l'aiguise avec du vinaigre ou de l'eau-de-vie (deux cuillerées à bouche d'eau-de-vie ou une cuillerée à bouche de vinaigre pour une pinte d'eau), ou bien l'on y jette un morceau de pain grillé. Le thé convient très-bien aux personnes qui le supportent ; son usage est salutaire le soir.

N'oublions pas une précaution importante et trop peu recommandée, celle de manger quelque chose avant de sortir ; on résiste mieux à l'absorption des miasmes. Ceux qui ont l'habitude de boire le matin de l'eau-de-vie ou du vin blanc, doivent, s'ils ne peuvent s'en sévrer, prendre un morceau de pain avant d'avaler ces liqueurs.

SYMPTOMES ET TRAITEMENT DU CHOLÉRA.

III.

SYMTOMES PRÉCURSEURS.

Le choléra est le plus souvent annoncé par des symptômes précurseurs qu'il est essentiel d'apprécier, parce qu'on peut le prévenir, si on les combat de suite. Ces symptômes se manifestent quelques jours, quelques heures avant son invasion. Les plus saillans sont des envies de vomir, des coliques, des borborygmes ou mouvemens venteux dans les intestins, des selles promptes, faciles chez des personnes habituellement constipées, la diarrhée ; des vertiges, des éblouissemens, des pesanteurs de tête, moins de vivacité dans l'intelligence ; des défaillances ; le refroidissement passager de la peau, et surtout des pieds, des crampes légères, instantanées. Mais la diarrhée est le symptôme qu'on observe le plus constamment; sur cent malades, il en est quatre-vingts qui ont eu des selles diarréhiques, un jour ou deux avant l'invasion; ils avaient trois ou quatre selles par jour. C'est là le premier effet des miasmes producteurs du choléra; effet léger encore, mais qui s'accroîtra avec une effrayante rapidité, s'il n'est pas attaqué tout d'abord par les moyens convenables.

Traitement. Ces moyens varient suivant l'occurrence; lorsqu'il n'y a que malaise sans dérangement notable, il suffit de manger moins à la fois, de ne manger que lorsque la digestion du repas précédent est faite; de se borner à des potages, à des bouillons si on n'éprouve pas le sentiment de la faim. Ce précepte est plus important qu'on ne pense. Une foule de personnes sont prises de coliques, de dévoiemens, de vomissemens, pour avoir mangé en temps inopportun.

Lorsqu'on éprouve des défaillances, une sensation de froid extraordinaire, quelques crampes fugaces, il convient de se mettre au lit, de provoquer une transpiration douce et continue par des infusions de feuilles d'oranger ou de thé chaudes; même conduite quand on a des coliques et des mouvemens venteux. S'ils persistent, on ajoute aux infusions une cuillerée à café de sirop diacode.

Si la diarrhée arrive, on donne l'eau de riz, des lavemens avec la décoction de son ou d'amidon dans lesquels on peut mettre, en cas de durée, 6, 8, 10 gouttes de laudanum liquide de Sydenham. Ces lavemens laudanisés peuvent être remplacés par ceux avec la décoction d'une moitié de tête de pavot. Le malade est mis à la diète ou seulement aux soupes et aux crêmes de riz.

La diarrhée est-elle rebelle ? si la langue est sale, s'il y a des envies de vomir, anéantissement des forces, tendance au refroidissement, c'est le cas de donner 20 à 25 grains d'ipécacuanha en deux fois, à vingt minutes d'intervalle ; le médecin jugera de la convenance de ce remède.

IV.

SYMPTOMES CARACTÉRISTIQUES.

La marche du choléra n'est pas toujours la même ; elle peut être lente ou rapide ; son intensité est aussi variable. Il y a un choléra léger et un choléra grave ; des accidens peuvent le compliquer. Il est par conséquent indispensable, soit pour l'ordre, soit pour le traitement, de diviser les symptômes qui lui appartiennent en diverses périodes. Quelques médecins en font un grand nombre, mais c'est plutôt au profit de la théorie que de la pratique ; il nous semble que trois divisions suffisent.

1re PÉRIODE. — *Choléra léger. Cholérine.*

Quelquefois, subitement, souvent après les symptômes précurseurs, le plus fréquemment au milieu de la nuit ou quelques heures après le repas, le malade éprouve un sentiment d'ardeur ou de barre vers le creux de l'estomac, des étourdissemens, une soif vive; la diarrhée et des vomissemens plus ou moins abondans, plus ou moins répétés, surviennent et amènent des matières ordinairement aqueuses, blanchâtres, au fond desquelles on aperçoit des grumeaux semblables, par la couleur et la forme, à du riz qui a crevé dans l'eau; des crampes se manifestent; elles ne sont ni fortes ni continues; la chaleur de la peau est moindre aux extrémités, aux pieds et aux mains; sa couleur est à peu près naturelle. Le pouls est souvent affaibli; quelquefois plein, fréquent; la voix peu ou point altérée. Des douleurs locales se font sentir dans quelques cas à la tête, au ventre, au dos; au ventre et au dos elles ne sont bien souvent que des crampes dans les muscles de ces régions. Le mal peut s'arrêter là, ou passer à la seconde période, à l'état *froid*, *algide*. Il importe donc de le saisir et de le combattre dans la première.

Moyens convenables dans la première période.

Les indications à remplir sont de prévenir le refroidissement et les congestions de sang à l'intérieur, et de chercher à supprimer les évacuations alvines. Pour atteindre ce but :

1° On entretient une douce chaleur à la surface du corps; on en élève même la température à l'aide de sachets de son (1) ou de cendres chauds appliqués sur le

(1) Les sachets de son ou de cendres, d'une demi-aune carrée, contenant trois ou quatre livres de ces matières, doivent être appliqués très-chauds et fréquemment renouvelés.

ventre et les extrémités (bras, cuisses, jambes), et de briques chaudes sur les flancs ;

2° On applique, si les crampes se sont développées, des sinapismes (1) ou emplâtres de moutarde aux mollets ; ou bien, si elles sont légères, on se contente de frictionner cette partie avec le laudanum de Sydenham : les crampes cèdent assez à l'emploi de ces topiques ;

3° En même temps on donne à l'intérieur la tisane (2) de gomme avec une cuillerée à bouche ou deux de sirop de coings et autant de sirop diacode, quelques tasses d'infusion légère de thé et un lavement (3) conforme à la prescription ci-jointe : ce lavement doit être répété, s'il est rendu peu de temps après avoir été administré ;

4° Le vomissement est-il plus fréquent, plus abondant que la diarrhée, on remplace le lavement par une potion mucilagineuse (4) laudanisée qui est prise par cuillerées à bouche de demi-heure en demi-heure, plus rarement si les vomissemens diminuent ;

5° Si la chaleur du corps est au dessous de la tem-

(1) Pour les sinapismes, prenez six ou huit onces de farine de moutarde, de la moutarde noire ou rouge (dite d'Espagne) ; faites une pâte avec de l'eau chaude et un peu de vinaigre, et appliquez.

(2) *Tisane de gomme.* Faites fondre une demi-once, une once de gomme arabique dans une pinte d'eau, passez et ajoutez les sirops.

(3) *Lavement.* Prenez une verrée de décoction d'amidon ou de guimauve tiède, ajoutez-y douze gouttes de laudanum liquide de Sydenham.

(4) *Potion mucilagineuse laudanisée :* 8 cuillerées d'infusion de mauves, 12 gouttes de laudanum de Sydenham, une cuillerée à bouche de sirop de fleurs d'oranger.

pérature ordinaire, le pouls affaibli, on a recours à la potion de M. Récamier (1);

6° Voilà ce que peuvent faire les personnes étrangères à la médecine dans le choléra léger : le médecin ferait souvent plus. S'il trouvait le pouls plein, fort, un homme vigoureux, il le saignerait, et la déplétion qu'il opérerait dans le système sanguin rendrait moins graves les congestions qui se font à l'intérieur dans le choléra algide, si celui-ci devait survenir, et préparerait une réaction moins orageuse;

7° Quand la langue serait trouvée sale, saburrale; que nulle douleur au ventre n'en contr'indiquerait l'emploi, le médecin aviserait peut-être à l'ipécacuanha qui arrête, comme par enchantement, le vomissement et même la diarrhée, et provoque une bonne transpiration;

8° Cependant, si le malade éprouvait, dans cette première période, des douleurs vives au bas-ventre ou au creux de l'estomac, que n'auraient pu dissiper des sachets chauds, des frictions sèches ou avec le laudanum, il ne faudrait pas attendre l'arrivée du médecin pour mettre 10 ou 12 sangsues, à l'anus, si c'est le bas-ventre qui souffre; au creux de l'estomac, si la douleur est dans cette région. Le nombre des sangsues serait toutefois augmenté ou diminué, suivant l'âge du cholérique.

L'âge du malade doit être pris en considération, non-seulement pour la saignée, mais encore pour l'admi-

(1) *Potion de M. Récamier* : 2 cuillerées à bouche d'eau de riz, une cuillerée à bouche d'eau de menthe et 10, 12, 15 gouttes de laudanum. On aide l'action de cette potion avec la tisane de riz et de menthe ou de mélisse.

nistration de l'opium. Chez les enfans, il dispose facilement aux accidens cérébraux ; il est donc prudent de ne pas leur donner le laudanum à l'intérieur. Les cataplasmes arrosés avec le laudanum, appliqués sur le ventre, sont sans inconvénient quand l'état douloureux de cette partie les demande.

La cessation ou la presque disparition des évacuations, des crampes, des douleurs, une chaleur douce, une bonne moiteur, des selles verdâtres à la place des selles aqueuses, le retour de l'appétit, annoncent la convalescence. Celle-ci réclame des soins dont nous parlerons dans un article spécial.

2me PÉRIODE. — *Choléra grave, algide, asphyxie, collapsus.*

Souvent il arrive tout d'abord, surtout chez les vieillards et pendant l'intensité de l'épidémie. Dans tous les cas, primitif ou consécutif, il présente, à quelques variations près, les caractères suivans : la soif est ardente ; les vomissemens et la diarrhée sont plus réitérés, plus copieux ; les urines se suppriment ; le refroidissement qui a d'abord commencé par le nez, les joues et les extrémités, gagne ensuite le tronc : la langue elle-même est froide, et l'air expiré présente le même phénomène ; le pouls du poignet s'affaiblit, cesse de battre ; les mains, les pieds, le reste des membres sont bleuâtres, livides, ou d'un jaune foncé, quand la peau est fine et très-blanche ; la voix s'éteint ou devient sépulcrale ; la peau est ridée ; elle conserve les plis qu'on y soulève ; les crampes arrivent fortes, fréquentes : c'est ce qu'il y a de plus fatigant pour les malades et ce qu'ils redoutent le plus : on en voit auxquels la violence du mal arrache des hurlemens. Le visage prend un aspect spécial (cholérique) ; les yeux se retirent et s'enfoncent dans les orbites ; ils perdent leur éclat ; les paupières sont couleur de bronze ; le *facies* exprime une souffrance profonde, un abattement complet ; les traits sont déprimés, et, chose étonnante, l'intelligence se conserve dans cet état cadavérique !

Les cholériques succombent dans cette période, s'ils ne reçoivent pas des secours prompts et constans, et souvent l'art fait des efforts inutiles pour les ramener à la vie. On voit quelquefois la réaction paraître ; elle donne des espérances ; mais elle ne s'établit pas d'une manière franche et décisive ; le pouls prend peu de développement, la peau est sèche ou couverte d'une sueur visqueuse. Un nouveau refroidissement, un état de collapsus et de stupeur surviennent, et la mort ne tarde pas à les suivre.

Cette période ne dure parfois que quelques heures ; elle peut se prolonger pendant quelques jours.

Le choléra grave existe, dans certains cas, sans vomissemens et sans diarrhée ; il est presque toujours mortel ; il se reconnaît à la profonde altération des traits de la face, aux crampes des mollets, des orteils, des avant-bras, des mains et du dos, au rétrécissement de la peau des doigts, à l'absence du pouls, à la suppression de l'urine, au froid glacial de la langue et de la peau, à la couleur bleu-noirâtre des mains, des pieds et de quelques régions de la surface du corps.

Traitement de la 2me période ou du choléra algide.

Que doit-on faire dans cette seconde période, en un danger si imminent? Il faut employer d'abord, comme le dit le docteur Foy, tous les moyens capables de produire une réaction prompte, sans laquelle on a la douleur de voir périr tous les malades; il faut arrêter ces flux abondans qui les épuisent. On a recours aux excitans intérieurs et extérieurs, aux astringens dont l'action est puissante, et on les proportionne à l'intensité du choléra:

1° On applique deux sinapismes aux jambes, deux aux avant-bras près des poignets; si l'état est plus grave, on en met un sur l'épigastre ou creux de l'estomac; nous en avons même vu apposer sur l'épine du dos. On place des compresses imprégnées d'ammoniac (1) sur la partie antérieure de la poitrine.

2° On emploie les sachets de son, de cendres, les briques chaudes; on peut placer le malade entre deux couvertures préalablement chauffées sur lesquelles on promène des fers à repasser chauds ou une bassinoire; ou bien on dirige entre ces couvertures légèrement soulevées des vapeurs de diverses natures (2). Mais une observation essentielle à faire, c'est de ne pas réchauffer,

(1) *Compresses d'ammoniac.* Versez une demi-once d'ammoniac liquide sur un morceau de linge plié en double; appliquez-le sur le milieu de la poitrine, et fixez-le avec deux bandelettes de diachylon gommé.

(2) Les fumigations prescrites par M. le docteur Ozanam, et leur mode d'administration nous paraissent d'un emploi sûr et facile.
(Voyez ses Conseils sur les moyens de se garantir du choléra.)

brusquement et sans mesure, le malade, par le calorique des corps étrangers; il vaut mieux qu'il produise lui-même sa chaleur d'une manière lente et progressive.

3° On fait des frictions sèches sur les membres avec une brosse ou un morceau de flanelle chaude; on en fait d'humides avec le vinaigre, l'eau sinapisée ou le liniment (1) dont la formule est dans les notes. Ces frictions doivent être long-temps continuées et pratiquées, autant que faire se peut, par deux personnes dont chacune frotte, en même temps, une moitié du corps, en ayant toujours soin de découvrir le moins possible le malade.

4° A l'intérieur on donne, suivant l'urgence des cas, à la fois ou séparément les infusions de menthe, de camomille, le punch (2) de M. Magendie, une demi-verrée toutes les heures; ou, au lieu du punch, la potion (3) avec l'esprit de Mendédérus ou le vin de Malaga.

(1) Liniment des Juifs de Wissnitz qui, dit-on, a guéri deux cents personnes sur deux cent quarante :

Vinaigre, une demi-chopine; eau-de-vie, une chopine; farine de moutarde, une demi-once; camphre, trois gros; poivre, deux gros; une gousse d'ail pilée; cantharides pulverisées, un gros : mettez le tout dans un flacon bien bouché, et faites infuser pendant trois jours au soleil ou dans un endroit chaud.

(2) *Punch de M. Magendie :*

Thé ou infusion de tilleul...	4	litres.
Citrons..........................	4	
Eau-de-vie......................	1	livre.
Sucre............................	1	id.

M. Magendie, au lieu du punch, donne quelquefois le vin suivant : vin chaud, deux litres; teinture alcoholique de canelle, deux onces; sucre, douze onces.

(3) *Potion avec esprit de Mendédérus :* une cuillerée à café ou deux d'éther sulfurique, depuis 10 jusqu'à 60 gouttes, une cuillerée ou deux

5° Si la réaction est longue à se faire, on peut essayer les quarts de lavement avec l'infusion de camomille auxquels on ajoute six, huit, dix gouttes d'ammoniac (alcali volatil.)

6° Dans tous les cas, avec les remèdes précédens, on donne la décoction de rathania (1) acidulée avec le jus de citron, soit pour réprimer les évacuations alvines, soit pour donner du ton aux vaisseaux capillaires des muqueuses. M. Rayer (2) l'emploie avec le plus grand succès.

Quelques moyens particuliers sont encore conseillés dans cette période ; nous en ferons une mention spéciale.

3me PÉRIODE. — *Réaction. Accidens qui l'accompagnent.*

Quand la réaction commence, le froid fait place à un degré de chaleur modéré ; puis le pouls se ranime, il devient successivement plus fort, naturel, et même au-

d'eau de menthe et six cuillerées à bouche d'infusion de sureau. On l'administre par cuillerées à bouche de demi-heure en demi-heure. On substitue à l'éther, dans cette potion, 15 ou 20 gouttes de laudanum ; quand les vomissemens sont violens, les crampes très-fortes, intolérables ; on peut encore les associer ensemble.

Vin de Malaga : une cuillerée à bouche de demi-heure en demi-heure. On y ajoute quelquefois de l'éther, une cuillerée à café sur trois cuillerées à bouche de vin.

(1) *Décoction de rathania.* Prenez une demi-once de la racine concassée ; faites bouillir dans deux livres d'eau commune, jusqu'à réduction de moitié ; passez la décoction ; ajoutez la moitié d'un citron et quantité suffisante de sucre.

(2) Nous nous sentons pressé d'exprimer notre reconnaissance à cet habile médecin, pour l'accueil et les bons conseils que nous en avons reçus.

dessus de son rythme ordinaire ; les yeux sont moins mornes, plus brillans. Les vomissemens cessent quelquefois tout-à-fait, mais ordinairement ils vont en diminuant par gradation, et sont souvent remplacés par un hoquet qui fatigue beaucoup les malades. Les selles suivent la même marche ; elles prennent une couleur verdâtre, symptôme d'heureux augure. Les urines ne reviennent pas toujours au moment de la réaction ; on regarde leur émission comme un pronostic favorable.

Mais souvent la réaction est orageuse, traversée par des accidens qui la rendent aussi redoutable que la période à laquelle elle a succédé ; ces accidens qui mériteraient seuls un long examen ne peuvent être ici qu'esquissés rapidement. Les plus fréquens ont leur siége dans le ventre ou dans le cerveau. Dans le ventre, ce sont des inflammations de l'estomac et des intestins, des congestions sur ces organes, annoncées par des douleurs au creux de l'estomac ou dans les régions voisines, des battemens épigastriques, la soif ardente, la rougeur vive et la chaleur de la langue, la tension du ventre et l'accélération du pouls.

Les affections cérébrales sont les accidens consécutifs qu'on observe le plus ordinairement dans le choléra-morbus. Suivant M. Rayer elles ont une double origine, et partant deux formes. Dans l'une, à la suite d'une réaction faible et incomplète, les malades conservent une teinte cholérique, des traits déprimés, une couleur plombée ; ils ont les dents brunâtres, noires ; la face et la langue froides ; le pouls du poignet très-faible ; et si les accidens persistent, ils tombent dans un état de somnolescence continuelle d'où on les tire encore facilement en leur adressant la parole, et ils finissent par s'éteindre tranquillement. (*Etat cérébral adynamique, cholérique.*)

Dans l'autre forme, le pouls est plus développé, la langue est rouge, sèche, la soif vive; les malades deviennent lourds, assoupis; la face est rouge et chaude, surtout le soir; les réponses sont brèves ou lentes; il y a de l'agitation et quelquefois des rêves fatigans ou du délire pendant la nuit; le délire devient continuel, les pupilles se dilatent; leur dilatation est égale ou inégale; et comme dans toutes les affections cérébrales, l'inégalité est un phénomène sinistre. Cet appareil de symptômes est souvent prédit par des indices légers, fugaces, entre autres par une injection, une rougeur de la partie inférieure de l'œil, une parole *en l'air*, une réflexion sans portée. (*Etat cérébral inflammatoire, ataxique, de réaction.*)

Nous ne devons pas oublier que nous nous adressons à des personnes étrangères à notre profession; nous en avons déjà trop dit pour elles sur ces accidens; le médecin sera là, le plus souvent, pour en être le témoin et diriger contre eux les ressources de son art.

Traitement de la réaction et des accidens qui la compliquent.

Lorsqu'on la voit s'établir, il faut diminuer les excitans énergiques, et même les supprimer dans la crainte que leur continuation ne provoque les complications que nous venons de signaler, et s'en tenir à des infusions légères de menthe, de thé, de feuilles d'oranger. Lorsqu'elle est établie, si elle est modérée, on la laisse aller en l'observant avec attention et plusieurs fois dans la journée. Si elle est forte, si elle élève trop le pouls et la chaleur, on donne les infusions de tilleul, de feuilles d'oranger, la limonade, la tisane d'orge, des lavemens émolliens de mauve, de graines de lin.

L'opium ne convient pas plus que les spiritueux dans cette période, il dispose comme eux aux accidens cérébraux. Une saignée peut être convenable dans la conjoncture; mais c'est au médecin à la prescrire.

Les accidens paraissent: Le creux de l'estomac, le ventre sont pris de douleurs vives; il y a fièvre. Les sangsues sont nécessaires et applicables aux lieux où l'irritation existe.

Les accidens cérébraux réclament des secours prompts.

Dans l'état cérébral *cholérique*, *adynamique*, on applique des vésicatoires aux jambes, aux cuisses, quelquefois sur le sommet de la tête (1), on donne l'eau vineuse pour boisson, et on administre des lavemens avec la décoction de rathania ou de quinquina éthérés (2).

Pour le second état (*ataxique*, *de réaction*), le plus fréquent, dès qu'on aperçoit ses plus légers indices, on prescrit des bains de pieds, des compresses d'eau froide sur le front, pendant plusieurs heures de la

(1) Les bons effets des vésicatoires dépendent beaucoup de leur prompte application : si on les met trop tard, la vie ne répond plus à leur appel.

(2) Quinquina rouge en poudre, une demi-once, une once ; faites bouillir dans une chopine d'eau commune.

Passez et ajoutez, au moment de donner le lavement, vingt ou trente gouttes d'éther.

journée, surtout le soir ; on élève la tête du malade, à l'aide d'un oreiller. Si la congestion se prononce, les bains de pieds, les sinapismes, sont répétés matin et soir, des compresses d'eau froide ou de la glace (1) dans une vessie sont constamment maintenues sur la tête, des sangsues appliquées derrière les oreilles et des vésicatoires aux extrémités inférieures, quand les sinapismes apposés d'abord n'ont pas produit de vésication.

Remèdes qu'on pourrait employer dans quelques cas donnés.

Nous pensons convenable de faire mention de quelques remèdes qui n'ont pas trouvé place dans le traitement général, et que nous avons vu administrer avec succès. L'eau de Seltz (2), la potion anti-émétique de rivière, sont données contre les vomissemens réitérés ; on y associe quelques gouttes de laudanum : si les vomissemens persistent, on les combat, hors la période de froid, avec la glace à l'intérieur et appliquée sur l'épigastre.

Les lavemens avec une once ou deux de sel de Glauber, triomphent des dévoiemens rebelles à d'autres moyens.

Le sirop d'éther dissipe le hoquet qui accompagne souvent la réaction.

(1) On peut remplacer la glace par le mélange suivant :

Sel ammoniac..........	5 onces
Sel de nitre............	5
Sel de Glauber........	8
Eau......................	16

(2) L'eau de Seltz naturelle est préférable à la factice, quand on peut s'en procurer. On en trouve à Lyon le dépôt chez M. Vernet, pharmacien, place des Terreaux.

Les bains chauds à 30, 34 degrés, sont employés heureusement dans la période de froid ; on y plonge le cholérique pendant demi-heure et on le transporte ensuite dans un lit convenablement chauffé.

Dans cette période, M. Blanc fait emmailloter le malade dans une couverture de laine, le fait mettre jusqu'aux aisselles dans un grand sac de taffetas gommé, et attend les phénomènes de la réaction.

Pour faciliter le retour des urines, nous avons vu mettre en usage les frictions avec la teinture de scille sur les cuisses, et mêler le nitre aux boissons du malade à la dose de 20, 30, 40 grains.

V.

CONVALESCENCE.

Un journal de médecine a dit : Un convalescent n'est pas guéri, le convalescent cholérique moins que tout autre. Cette observation est vraie. Nous avons vu mourir en sept heures, dans l'état algide, un homme qui allait très-bien la veille, attendait la permission de sortir, et qui eut l'imprudence de se promener le lendemain, avant six heures, dans le jardin de l'hôpital, sans bas et avec une simple capote.

La cessation des vomissemens, des selles diarrhéiques, des crampes, la renaissance de la voix, l'état naturel du pouls, le retour de l'appétit, tels sont les simptômes sûrs de la convalescence : sans doute elle laisse encore apercevoir des traces de la profonde altération que le mal a produite ; mais ces traces, chaque jour les fait disparaître.

Les cholériques convalescens conservent pendant quelque temps un état de faiblesse et de langueur qui réclame notre attention. La nourriture ne le dissipera pas, d'abord, parce que l'estomac n'est pas en mesure de bien accomplir l'acte de la digestion. C'est le cas de donner quelques toniques, le sirop, le vin de quinquina, par exemple.

Le régime est une affaire importante ; la nourriture doit être légère d'abord, plus substantielle ensuite, toujours fractionnée, jusqu'à ce que le cholérique ait retrouvé sa santé habituelle. Du bouillon dans le principe ; plus tard, des soupes de riz, de salep, de pain ; après, des œufs frais, des viandes blanches ; pour boissons, de l'eau sucrée avec addition d'une cuillerée à café d'eau de menthe, de l'eau trempée de vin, l'eau de Seltz pure ou édulcorée avec du sirop.

Les convalescens ne doivent se lever, d'abord, que quelques heures ; et quand ils sont plus forts ils doivent encore s'abstenir de travaux, de promenades longues, éviter le froid, l'humidité, les variations de la température.

Ici se termine la tâche que nous nous sommes imposée : en livrant cette esquisse rapide à nos concitoyens, nous n'avons d'autre but que de leur être utile : le riche y trouvera des avertissemens salutaires, et, pour le pauvre, nous ne doutons pas que la bienfaisance ne se charge d'assurer le succès de nos préceptes.

OBSERVATIONS.

CHLORURE DE CHAUX.

Le chlorure de chaux n'est pas un préservatif du choléra ; il détruit seulement une de ses causes prédisposantes, en neutralisant les odeurs qui émanent des matières animales ou végétales en putréfaction. On peut s'en servir pour les fosses d'aisance, les égouts, les lavoirs, etc. ; mais il est dangereux d'en tenir constamment dans les chambres habitées, parce qu'il irrite la gorge et la poitrine.

BAIN DE VAPEURS FACILE.

Quand le malade peut s'asseoir, faites-le mettre sur une chaise ou un fauteuil de canne ; enveloppez-le, à l'exception de la tête, d'une couverture de laine ; placez sous la chaise un vase en terre contenant du vinaigre et jetez-y, l'un après l'autre et à peu de secondes d'intervalle, des cailloux ou des briques que vous aurez fait rougir, ou bien jetez du vinaigre sur les briques rougies et maintenues chaudes sur un réchaud. Le bain doit durer de 10 à 15 minutes ; lorsqu'on en sort le malade, on le couche entre deux couvertures de laine très-sèches et très-chaudes.

PRÉCAUTIONS QUE DOIVENT PRENDRE CEUX QUI SERVENT LES CHOLÉRIQUES.

1° N'être jamais à jeun ; 2° suivre un bon régime, manger moins à la fois et plus souvent ; 3° se laver le visage, se gargariser avec de l'eau vinaigrée, se laver les mains avec le même liquide ou avec de l'eau dans laquelle on jettera une cuillerée à bouche de la dissolution de chlorure de chaux; 4° porter des ceintures de flanelle et de bonnes chaussures, et surtout changer souvent ce dernier vêtement; 5° tâcher de ne jamais recevoir en face l'haleine des malades; 6° porter un flacon de vinaigre des 4 voleurs, ou composé de parties égales de chlorure de chaux liquide et de vinaigre des 4 voleurs bien camphré; 7° se promener quelques instans, dans la journée, pour respirer un air pur.

PRÉCAUTIONS A PRENDRE RELATIVEMENT AUX HARDES, COUVERTURES, ETC. QUI ONT SERVI AUX CHOLÉRIQUES.

On les passe d'abord à l'eau chlorurée ou à la vapeur du chlore, et on les jette ensuite dans une eau de savon très-chaude.

CHARBON.

Aux remèdes qui ont été employés dans le choléra, nous devons ajouter le charbon, celui de bois ordinaire, réduit en poudre impalpable, administré à la dose de 24 grains, toutes les heures, dans une cuillerée de tisane ou entre deux fragmens de pain à chanter, et continué pendant une demi-journée, si la douleur épigastrique ne s'y oppose pas. Ce médicament, outre ses qualités absorbantes, a la propriété de rétablir la sécrétion bilieuse, et partant de donner aux selles cette couleur verdâtre qu'on regarde comme un symptôme favorable. M. Biett a guéri 13 malades sur 19 par son emploi ; nous l'avons vu administrer avec succès par M. Husson, à une jeune cholérique, arrivée au début de la période de froid.

OUVRAGES PUBLIÉS A LYON SUR LE CHOLÉRA.

MM. Ozanam et Levrat, médecins de l'Hôtel-Dieu, ont donné des instructions intéressantes sur les moyens de se préserver du choléra et les premiers remèdes à administrer, en attendant l'arrivée du médecin. M. le docteur Dubouchet met sous presse un récit de son voyage à Londres, Glascow, Edimbourg et Paris, où, à côté de l'histoire des épidémies qui ont régné dans ces villes, on trouvera une critique savante des méthodes curatives suivies en France et en Angleterre.

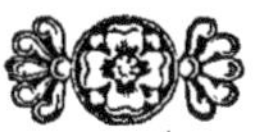

LYON. — IMPRIMERIE DE CHARVIN, RUE CHALAMON, N° 5.

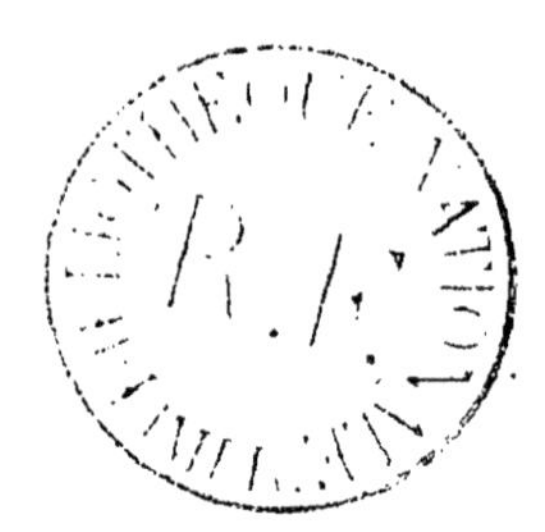

www.ingramcontent.com/pod-product-compliance
Ingram Content Group UK Ltd.
Pitfield, Milton Keynes, MK11 3LW, UK
UKHW020517180726
13839UKWH00005B/2151

9 782329 160597